LETTRE

Adressée à M. le Président de l'Académie des Sciences,

SUR UNE

OBSERVATION DE STAPHYLORAPHIE

PRATIQUÉE AVEC UN SUCCÈS COMPLET

Par une Méthode et des Instrumens nouveaux,

SUR UNE MALADE DÉJA OPÉRÉE DEUX FOIS INUTILEMENT PAR
LE PROCÉDÉ ORDINAIRE DE M. LE PROFESSEUR ROUX.

Par le Docteur C. SÉDILLOT,

Chirurgien principal des armées, professeur à la Faculté de médecine, chirurgien en chef, premier
professeur à l'hôpital militaire d'instruction de Strasbourg, membre correspondant de l'Institut de
France, de l'Académie nationale de médecine, de l'Académie de chirurgie de Madrid, de la Société
médico-chirurgicale d'Édimbourg, de la Société de médecine d'Erlangen, de la Société médicale
d'Angers, membre de la Société de médecine du Bas-Rhin, chevalier de la Légion-d'Honneur, etc.

A PARIS,

CHEZ J.-B. BAILLIÈRE, LIBRAIRE DE L'ACADÉMIE DE MÉDECINE,
Rue Hautefeuille, 19.

LONDRES,

CHEZ H. BAILLIÈRE, REGENT-STREET, 219.

1850

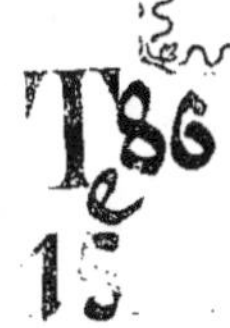

LETTRE

Adressée à M. le Président de l'Académie des Sciences,

SUR UNE

OBSERVATION DE STAPHYLORAPHIE

PRATIQUÉE AVEC UN SUCCÈS COMPLET

Par une Méthode et des Instrumens nouveaux,

SUR UNE MALADE DÉJA OPÉRÉE DEUX FOIS INUTILEMENT PAR LE PROCÉDÉ ORDINAIRE DE M. LE POFESSEUR ROUX.

Par le Docteur C. SÉDILLOT,

Chirurgien principal des armées, professeur à la Faculté de médecine, chirurgien en chef, premier professeur à l'hôpital militaire d'instruction de Strasbourg, membre correspondant de l'Institut de France, de l'Académie nationale de médecine, de l'Académie de chirurgie de Madrid, de la Société médico-chirurgicale d'Édimbourg, de la Société de médecine d'Erlangen, de la Société médicale d'Angers, membre de la Société de médecine du Bas-Rhin, chevalier de la Légion-d'Honneur, etc.

A PARIS,

CHEZ J.-B. BAILLIÈRE, LIBRAIRE DE L'ACADÉMIE DE MÉDECINE,
Rue Hautefeuille, 19.

LONDRES,

CHEZ H. BAILLIÈRE, REGENT-STREET, 249.

1850

Publiée par L'UNION MÉDICALE des 16 et 18 Avril 1850.

LETTRE

ADRESSÉE

à M. le Président de l'Académie des Sciences,

Par M. le professeur C. SÉDILLOT, de Strasbourg.

Monsieur le Président,

J'ai l'honneur de communiquer à l'Académie quelques détails sur une opération de staphyloraphie exécutée d'après des
principes et avec des instrumens d'une si grande supé-
riorité, que je ne doute pas qu'on ne change en réussites
presque constantes les insuccès habituels de cette délicate
opération.

L'illustre inventeur de la staphyloraphie n'ayant pas publié
les résultats de sa vaste expérience sur ce sujet, l'on ignore
quelle a été la proportion des guérisons et des revers sur plus
de 110 malades, je crois, opérés par lui. Cependant l'opinion
générale est que les succès ont été l'exception ; et la staphyloraphie a été peu à peu délaissée par les chirurgiens.

La même remarque a été faite en Amérique et en Angle-
terre ; et ce n'est qu'en modifiant profondément les procédés

de l'illustre inventeur de la staphyloraphie que l'on est arrivé à en obtenir des résultats plus satisfaisans.

Les faits nouveaux que j'ai l'honneur de signaler à l'Académie sont de deux ordres : les uns se rapportent aux principes généraux qui doivent présider à la staphyloraphie ; les autres concernent l'appareil instrumental propre à cette opération.

Principes généraux. — On sait que le procédé de M. le professeur Roux consiste dans le simple avivement et la suture des bords divisés du voile du palais.

On ne saurait se dissimuler l'inutilité habituelle de la réunion immédiate, dans les cas où elle est appliquée à des tissus trop fortement tendus. Les ligatures enflamment alors les parties qu'elles atteignent ; et la cicatrice, trop faible, cède et se déchire.

Le voile du palais, atteint de division congénitale, est toujours frappé d'un certain degré d'atrophie en raison de l'annihilation d'une partie de ses fonctions, et la contraction de ses muscles péristaphylins interne et externe, et des glosso et pharingo-staphylins, explique la difficulté d'obtenir la réunion de la plaie. Aussi la grande préoccupation du chirurgien est-elle de paralyser momentanément la contraction des muscles par la volonté du malade que l'on condamne à n'exercer aucun mouvement de déglutition, même pour avaler sa salive, pendant les deux ou trois premiers jours.

De telles conditions sont très défavorables, quelles que soient la volonté et la patience des opérés ; et nous regardons comme une indication capitale de diviser complètement les muscles pour en annihiler momentanément l'action.

Les deux moitiés du voile sont alors facilement mises et

maintenues en contact, la striction des ligatures cesse, les parties molles s'enflamment et s'ulcèrent lentement ; et la guérison des malades devient certaine si les sutures ont été bien faites.

Nous ne nous bornons ni à pratiquer des incisions verticales comme Diffenbach et Pancoart (1), ni comme M. Warren (2), à diviser les muscles glosso et pharyngo-staphylins ; ni comme M. Fergusson (3), à faire seulement la section du péristaphylin interne et du pharyngo-staphylin ; nous incisons les quatre muscles abducteurs et toute l'épaisseur du voile pour en assurer le relâchement complet.

Ces plaies se cicatrisent facilement au bout de quelques jours et n'exposent ni à la gangrène, ni à la gêne ultérieure de la mobilité du voile du palais qui se rétablit parfaitement. Si l'on attribuait à ces incisions auxiliaires les difficultés de prononciation que présentent ordinairement les malades quelque temps après leur guérison, nous montrerions les mêmes résultats dans les cas où l'opération a réussi par le procédé de M. Roux, et nous signalerions l'observation d'une de nos malades atteinte d'une large perforation accidentelle du voile, et dont la voix redevint normale, dès que nous eûmes définitivement fermé la perte de substance par les moyens que nous conseillons.

Il est avantageux de placer les nœuds des ligatures de chaque côté de la plaie, comme l'a recommandé M. Pancoart, et même de les alterner. Je recommande aussi la précaution, rendue facile par l'emploi de mes instrumens, d'appliquer un

---

(1) *American Journal of medical science*, vol. **xxxii**, p. 71.

(2) *New-England quaterly Journal of medecine and surgery*, april 1843.

(3) *Medical Times*, 6th. and, 13th. march 1847, vol. xvi.

ou deux nouveaux fils au moment où l'on retire les premiers, dans le cas où les adhérences produites ne paraîtraient pas encore assez résistantes.

APPAREIL INSTRUMENTAL. — On a beaucoup varié les instrumens propres à conduire les sutures au travers du voile, et nous ne nous occuperons que de ceux-là ; car l'avivement des bords de la plaie ne présente aucune espèce de difficulté.

Le porte-aiguille ordinaire dont se sert M. le professeur Roux dirige les fils d'arrière en avant, et est d'un usage peu avantageux. On embrasse trop ou trop peu de tissus ; les deux fils ne sont pas toujours mis au même niveau, et la plupart des chirurgiens ont renoncé à l'emploi de cet instrument.

Les porte-ligature de MM. Colombat, Bourguignon, Foraytier, Depierris, etc., etc., nous paraissent supérieurs, mais offrent encore quelques-uns des inconvéniens de celui de M. Roux, ou sont d'un maniement fort compliqué, et d'un effet assez souvent variable. On n'arrive point toujours à placer le fil dans le point exact où il doit être fixé ; et l'on éprouve d'assez grands obstacles d'exécution si l'on n'est pas très familiarisé avec le jeu des instrumens ; ou si ces derniers ne sont pas parfaits.

En outre, il faut renoncer, avec les aiguilles de MM. Roux, Colombat, Fergusson, etc., à placer de nouvelles ligatures sur un voile du palais déjà réuni, parce que toutes ces aiguilles percent les tissus d'arrière en avant, et qu'elles ne sont applicables qu'aux bords divisés du voile.

Il fallait parvenir à disposer les sutures avec autant de facilité et de précision qu'on le fait pour le bec-de-lièvre ; et tel est le problème que nous croyons avoir complètement résolu.

Notre appareil ne comprend que deux instrumens très simples : un porte-ligature (voir pl. fig. 1), un abaisseur de la langue (fig. 4).

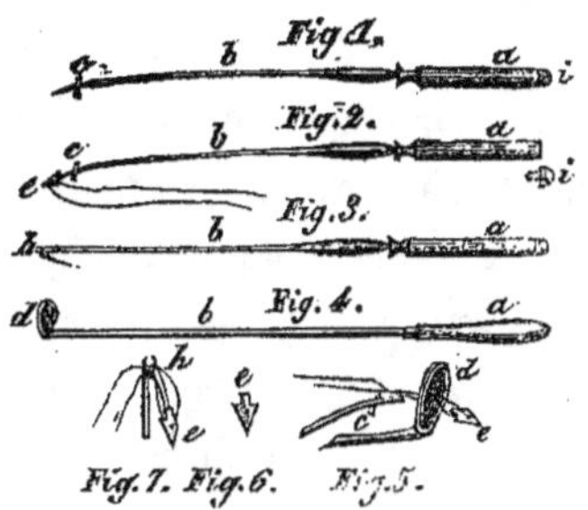

Le porte-ligature est composé de deux pièces : la première est formée d'une tige d'acier *b*, terminée d'un côté par un manche *a*, et de l'autre par une extrémité légèrement conique. Une petite barre transversale *c* est située un peu en arrière, et est destinée à servir d'arrêt, comme nous le montrerons.

La deuxième pièce est une aiguille triangulaire *e* (fig. 6); supportée par un pédicule creux, mousse et arrondi, très court, et percée d'une ouverture pour la ligature. Cette aiguille, soutenue par la tige *b*, peut traverser les tissus d'avant en arrière, mais ne saurait être ramenée d'arrière en avant, en raison de sa saillie en arrête. L'aiguille de **M. Foraytier** offrait déjà ce même mécanisme.

La figure 2 représente les deux pièces articulées et disposées pour l'opération (1).

Le second instrument ou abaisseur de la langue (fig. 4) est

---

(2) *b* La tige de l'instrument; *a* le manche; *i* l'extrémité mobile du manche qui s'y fixe par un pas de vis, afin de former une petite cavité dans laquelle se placent les aiguilles; *c* la barre transversale servant d'arrêt; *e* l'aiguille garnie de la ligature.

une lame d'acier aplatie *b* soutenue par un manche *a*, et coudée à angle droit du côté opposé, où se trouve un anneau métallique *d*, garni de gomme élastique.

Le maniement de ces instrumens est très aisé. Le chirurgien dégage le voile du palais, et le rend libre et apparent au moyen de l'abaisseur de la langue, dont l'anneau est placé derrière les points que doit traverser le fil. Le porte-ligature, tenu de la main droite, perce alors le voile d'avant en arrière; et l'aiguille, engagée au travers de la membrane de gomme élastique, y reste fixée (fig. 5) (1). Le chirurgien n'a plus qu'à retirer les deux instrumens, et le fil est ramené d'arrière en avant.

La même manœuvre se répète du côté opposé de la division, et l'on a une ligature dont l'anse est située en devant du voile. On noue les deux extrémités de cette ligature, et en tirant un des côtés à soi, on fait passer le nœud d'arrière en avant. Puis on procède de la même manière à l'application des autres fils qui ne sauraient être mêlés ni confondus, puisqu'ils forment des cercles complets.

Nous avions d'abord construit un porte-aiguille coudé à angle aigu, fig. 3 (2), et nous nous en servions pour passer les ligatures d'arrière en avant, après les avoir engagées, dans un premier temps, d'avant en arrière, avec le porte-aiguille droit. L'anse du fil était ainsi primitivement placée derrière le voile;

---

(1) Fig. 5. *d* Cercle de l'abaisseur de la langue, garni de gomme élastique, et traversé par l'aiguille *e*. La tige du porte-aiguille, arrêtée contre la membrane élastique par la barre transversale *c*, est retirée par le chirurgien.

(2) Fig. 3, porte-aiguille coudé; *b* la tige; *a* le manche; *h* extrémité de la tige présentant au point où elle est coudée à angle aigu, une petite anse métallique destinée à soutenir la ligature.

Fig. 7. Extrémité du même instrument *h*, garnie de l'aiguille *e*.

maïs nous avons renoncé à ce procédé, dans la conviction que l'avantage de placer exactement et régulièrement les ligatures l'emportait beaucoup sur le très léger retard causé par la nécessité de nouer les fils et de les faire glisser dans la plaie.

Le nœud du chirurgien maintient les tissus rapprochés pendant qu'on exécute le second nœud ; cependant l'on pourrait, en cas de difficultés, imiter l'exemple de M. Fergusson, et passer un des chefs de la ligature dans un nœud simple pratiqué sur l'autre.

On comprend la facilité avec laquelle on peut remplacer les ligatures en en variant les points d'application avec des instrumens d'un mécanisme si simple et si accessible aux mains les moins exercées.

OBSERVATION. — *Femme de 40 ans : division congénitale du voile du palais. Tentatives deux fois infructueuse de staphyloraphie par le procédé de M. Roux. Nouvelle opération pratiquée le 16 février 1850. Guérison complète.*

La femme Mesz, de Blenchwiller, âgée de 40 ans, nous fut envoyée à la clinique de la Faculté de Strasbourg par un de nos confrères, M. le docteur Rulhmann, d'Epsig, pour y être opérée de la staphyloraphie.

Cette malade se faisait difficilement entendre, et la fente du voile du palais avait été fort agrandie par suite d'une double tentative de réunion restée sans succès. L'avivement des bords de la solution de continuité avait été facilement pratiquée, et les sutures très exactement faites ; mais chaque fois les adhérences déjà produites s'étaient déchirées après l'enlèvement des fils.

La staphyloraphie fut exécutée à la clinique le 16 février, en présence des élèves de la Faculté, et de mes confrères MM. le professeur Tourdes, Joyeu, Michel, Wieger, Ruhlmann, Lach, Bamberger, Mayer, etc., etc.

Je coupai en premier lieu avec des ciseaux courbes les muscles glosso et pharyngo-staphylins. Puis j'incisai verticalement, ou de haut en bas et un peu de dedans en dehors toute l'épaisseur du voile, à un travers de doigt des bords de la division congénitale, en me servant d'un ténotome, remplacé par une sonde cannelée sur laquelle je conduisis un bistouri. Les muscles péristaphylins interne et externe furent ainsi atteints.

Les effets de ces incisions furent très remarquables : les lèvres de la fente palatine se rapprochèrent spontanément, et l'intervalle qui les séparait diminua de plus de moitié. J'avivai alors les lèvres de la division avec des ciseaux coudés, et je procédai à l'application des sutures.

Comme la luette avait disparu dans les opérations précédentes, et que les parties n'offraient aucune tension, je plaçai seulement trois ligatures : les deux premières en faisant usage de mes deux porte-aiguilles droit et angulaire ; et la troisième en me servant seulement du premier de ces instrumens.

Dans ce cas, je nouai ensemble les deux extrémités du fil, et je portai ce nœud en arrière du voile par une légère traction, sur l'anse antérieure de la ligature. Il me devint ensuite très facile, en tirant sur l'un des côtés du fil, d'amener le nœud d'arrière en avant au travers de l'une des petites plaies faites par l'aiguille ; et l'anse libre de la ligature se trouva ainsi régulièrement disposée derrière le voile du palais.

Les fils étaient en grosse soie cirée, et de même couleur. Je les assujettis successivement par un premier nœud de chirurgien, placé alternativement à droite et à gauche de la ligne médiane, et un second nœud simple fixa définitivement le premier. Je me servis, pour la striction des nœuds, de pinces à pansement, légères, dont l'emploi ne me laissa rien à désirer.

Les fils coupés près des nœuds, l'opération fut terminée.

La malade fut autorisée à se gargariser, et à boire aussi souvent qu'elle en sentirait le besoin. On la saigna le soir même, parce qu'elle était replète et très sanguine.

La nuit fut bonne ; et le lendemain l'opérée se leva et prit du bouillon. Les plaies verticales étaient déjà réunies par un plasma rougeâtre et les bords en étaient un peu saillans.

Le troisième jour, je permis deux soupes.

Le quatrième jour, j'enlevai les ligatures, après en avoir placé une nouvelle sur un point intact du milieu du voile ; et le sixième jour cette ligature fut retirée. La réunion du voile était très solide ; la malade parlait avec beaucoup plus de force et de facilité, quoique la voix restât encore nasonnée.

Depuis ce moment, le voile a repris sa mobilité et son aspect normal.

la parole est devenue nette ; et la malade, présentée le 7 mars à la Société de médecine de Strasbourg, dans un état parfait de guérison, est retournée chez elle le même jour.

Quels commentaires pourrions-nous ajouter à un pareil fait ? Nous y voyons une réussite complète succéder à deux opérations infructueuses : une guérison prompte et facile obtenue sans aucune des rigoureuses précautions réputées indispensables ; des manœuvres opératoires de la plus grande simplicité substituées à des procédés justement considérés comme inabordables à la plupart des hommes de l'art, en raison de l'adresse et de l'expérience toute spéciale qu'ils exigeaient. Enfin l'espérance rationnelle de succès presque constans, là où les revers étaient malheureusement la terminaison la plus commune.

Nota. Nous venons de pratiquer de nouveau la staphyloraphie sur une malade entrée ces jours-ci dans nos salles de clinique de la Faculté. Nous aurons l'honneur de rendre compte à l'Académie des résultats de cette opération.

Veuillez, Monsieur le Président, agréer l'hommage de ma haute et respectueuse considération,

C. Sédillot.

Deuxième opération de Staphyloraphie

FAITE AVEC SUCCÈS COMPLET PAR LA MÉTHODE ET LES NOUVEAUX
INSTRUMENS DE M. LE PROFESSEUR C. SÉDILLOT.

Monsieur le Président,

Dans ma précédente communication sur la staphyloraphie, j'avais eu l'honneur d'annoncer à l'Académie l'observation d'une seconde malade. C'était une favorable occasion d'expérimenter de nouveau la valeur de mes instrumens et de ma méthode ; et je suis heureux de pouvoir informer l'Académie du succès complet de cette épreuve.

Dès le quatrième jour de l'opération, la réunion du voile du palais était achevée, et tous les points de suture enlevés. La malade avait pu se lever et satisfaire à sa soif et à son appétit; et, malgré des accès de toux assez répétés, la solidité de la cicatrice n'avait pas été un seul instant compromise. La voix était redevenue claire et sans nasonnement ; certaines syllabes étaient difficiles à prononcer ; mais l'exercice seul peut, comme on sait, faire disparaître cet inconvénient.

La malade, opérée le 9 mars, a quitté Strasbourg pour retourner dans sa famille, le 24 du même mois. Elle avait été présentée à la Société de médecine de Strasbourg le 4 mars, et examinée après sa guérison par MM. les docteurs Michel, Wieger, Joyeux, Lach, Bamberger, Stœss, Robert, Lenoir, Fourquet, Petitgant, Vilhelme, Risthelouber, etc.

13

Voici l'observation recueillie par M. Herrenschneider, chef
de clinique :

« Mlle Marie, née à Blenchwiller, âgée de cinquante ans, n'a jamais
voulu se soumettre à aucune opération pour être débarrassée d'une
division du voile palatin, dont elle était atteinte depuis sa naissance.
Cette femme, d'une constitution vigoureuse, parvient à peine à se faire
entendre : sa voix est rauque, fortement nasonnée, et la prononciation
très incomplète. Les mouvemens de déglutition s'exécutent avec effort,
et de temps à autre les alimens sont chassés par les narines.

» La division du voile du palais est très haute et très large : mais
néanmoins, dans les mouvemens énergiques de déglutition, l'on voit les
extrémités de la luette se rapprocher et se toucher momentanément.

» La malade, encouragée par le succès éclatant qui vient de rendre à
sa sœur une conformation régulière du voile du palais et une voix nette
et distincte, s'est décidée à se faire opérer.

» Présentée le 4 mars 1850 à la Société de médecine de Strasbourg,
en même temps que sa sœur, on put observer, pour ainsi dire, la même
lésion avant et après la cure, et apprécier l'étendue des changemens or-
ganiques obtenus par la staphyloraphie.

» L'opération fut pratiquée le 9 mars, en présence de MM. les docteurs Wieger, Michel, Joyeux, Lach, Bambérger, Petitgant, etc., etc.

» Après la section des muscles, la moitié gauche du voile étant mani-
festement rapprochée de la ligne médiane, tandis que la moitié droite
était rétractée vers son milieu en dedans et en arrière, entraînée dans
ce point par un faisceau musculaire resté intact.

» M. le professeur Sédillot, ayant porté plus profondément les ciseaux au niveau de la dernière dent molaire, divisa la portion de muscle
qui exerçait une traction si marquée sur le voile, et aussitôt ce dernier
cessa d'être dévié, et redevint d'une grande régularité.

» Ces incisions fournirent très peu de sang, tandis que chez la première malade, ce liquide avait coulé assez abondamment.

» M. Sédillot plaça de haut en bas quatre ligatures, au moyen de son
seul porte-aiguille droit. Les extrémités de chaque fil étaient ensuite liées,
puis portées en arrière du voile par un léger mouvement de traction
sur un des côtés de la ligature, dont le nœud était ramené en avant au
travers de l'une des petites plaies produites par l'aiguille, et était main-

tenu sur le front de la malade par un aide, pendant que l'on procédait à l'application des autres fils.

» M. Sédillot assujettit les ligatures, d'abord par un nœud de chirurgien, puis par un nœud simple, en se servant de petites pinces à pansement. Les nœuds furent alternativement disposés à droite et à gauche de la ligne médiane, et les chefs de chaque fil furent coupés ras.

» La malade put alors, pour la première fois de sa vie, se gargariser, et sa voix parut déjà beaucoup plus claire.

» M. Sédillot recommanda à l'opérée de parler le moins possible, mais lui permit de boire à sa soif et aussi souvent qu'elle en sentirait le besoin.

» Dans la soirée, une saignée du bras remédia à une assez forte céphalalgie avec fièvre et douleurs dans l'arrière-bouche et les oreilles.

» Le lendemain, 10 mars, la fièvre est tombée; déglutition assez facile. Les plaies sont grisâtres et blafardes. On engage la malade à se lever pour éviter toute congestion vers la tête.

» Le 12 mars, état dipthérique du voile, combattu par des gargarismes, avec addition de chlorate de potasse. La nuit a été calme; le sommeil prolongé. Deux potages sont pris avec plaisir.

» Le 13 mars, quatrième jour de l'opération, les plaies accessoires sont recouvertes d'une fausse membrane moins grisâtre; et on y voit apparaître un ponctué rougeâtre. Les fils ont un peu entamé les parties en contact. La réunion des deux moitiés du voile paraît solide, et on n'aperçoit pas de tendance à leur écartement pendant les mouvemens de déglutition.

» M. Sédillot enlève successivement les quatre points de suture, et recommande pendant la journée un silence parfait.

» Le 14 mars, la malade, atteinte de bronchite, a toussé souvent, mais la réunion de la plaie n'en a pas été ébranlée. Le voile est rougeâtre, un peu épaissi par une sorte d'induration inflammatoire; la luette un peu large, sans avoir jamais présenté cependant beaucoup de tuméfaction.

» Les 15, 16, 17, 18, la malade n'a été atteinte d'aucun accident, et n'est plus astreinte à aucune précaution.

» La déglutition des alimens solides se fait parfaitement; la voix n'est plus nasonnée; mais la prononciation de certaines syllabes aspirées est encore difficile; et exige beaucoup d'attention et d'efforts. La malade se plaint, en outre, de la sensation d'un corps étranger dans la gorge, et en rapporte le siége au larynx.

» Le 24 mars, jour du départ de la malade, la forme régulière du voile est rétablie ; les piliers antérieur et postérieur se sont reformés, et la cicatrice des plaies verticales est presque complète. L'opérée parle avec facilité, d'une voix claire, et se fait un grand plaisir de la surprise que ces heureux changemens vont causer à ses parens et à ses amis. »

Les détails de cette deuxième opération montrent avec quelle rapidité la guérison a été obtenue, et nous confirment dans l'opinion que les modifications que nous avons apportées à la staphyloraphie rendent cette opération, dans les cas de simple bifidité du voile, d'une exécution aisée, et d'un succès assuré.

Veuillez agréer, Monsieur le Président, l'hommage de ma haute et respectueuse considération,

C. SÉDILLOT.

Typographie FÉLIX MALTESTE et Ce, rue des Deux-Portes-St-Sauveur, 22.

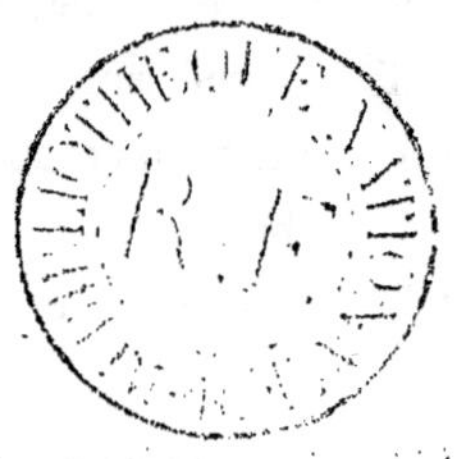